ALLIANCE D'HYGIÈNE SOCIALE

PRÉSERVATION DE L'ENFANCE CONTRE LA TUBERCULOSE

ŒUVRE GRANCHER

Reconnue d'Utilité Publique

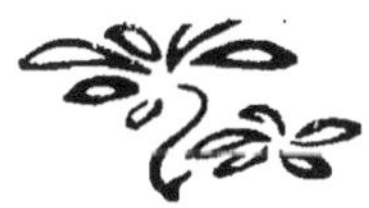

FILIALE DU CHER

De l'ŒUVRE GRANCHER

ALLIANCE D'HYGIÈNE SOCIALE

❋ ❋

PRÉSERVATION DE L'ENFANCE
CONTRE LA TUBERCULOSE

❋ ❋

ŒUVRE GRANCHER

Reconnue d'Utilité Publique

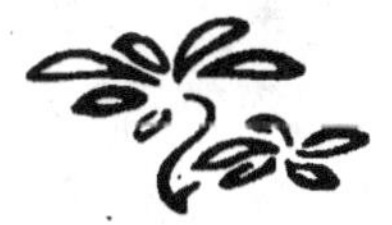

FILIALE DU CHER

De l'Œuvre GRANCHER

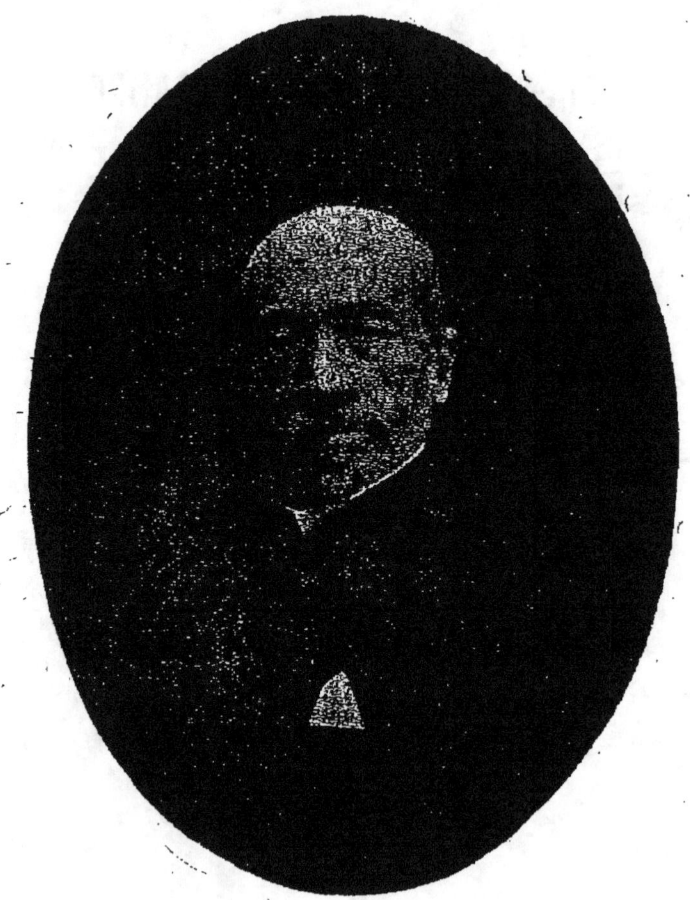

J. GRANCHER

(1843-1907)

*Fondateur de l'Œuvre de Préservation de l'Enfance
contre la Tuberculose.*

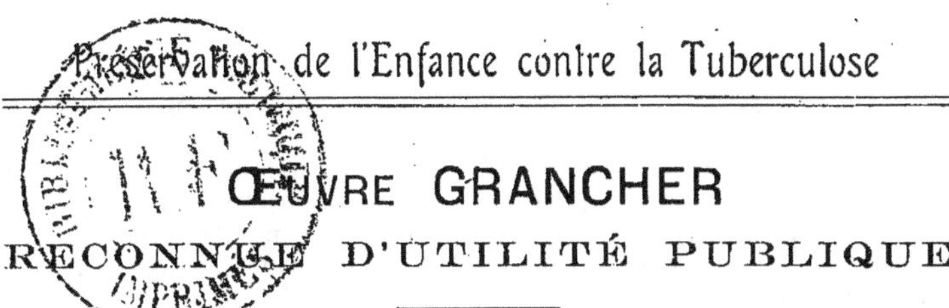

ŒUVRE GRANCHER

RECONNUE D'UTILITÉ PUBLIQUE

Lorsqu'en 1903, M. Mirman fut appelé à la haute fonction de directeur de l'Assistance et de l'Hygiène publiques, il discerna sans peine, dans l'inventaire des tâches multiples et complexes qui allaient lui incomber, que la lutte contre la tuberculose était une des questions essentielles qui devaient spécialement appeler l'attention des pouvoirs publics.

Pour se fortifier dans cette conviction, n'avait-il pas en main les stastistiques générales qui, même imparfaites, sont des appareils enregistreurs assez sensibles pour fournir d'utiles éléments d'information ?

Ces documents donnaient quelques chiffres caractéristiques :

I. — Sur 100 Français morts de 20 à 40 ans, 48 sont emportés par la tuberculose ;

II. — Pour une même population, la tuberculose est responsable :

en Angleterre, de 143 décès,
en Allemagne, de 163 décès,
en France, de **215** !

III. — Le chiffre des décès causés en France par la tuberculose dépasse chaque année **150.000** !

****

M. Mirman, en administrateur avisé, considéra qu'avant de commencer la lutte contre la tuberculose, il devait consulter les hommes qui représentaient avec le plus d'autorité l'effort de recherches scientifiques et de solidarité sociale entrepris pour défendre l'humanité contre ce fléau.

C'est au docteur Grancher, professeur à la Faculté de médecine de Paris, qu'il s'adressa. Le choix ne pouvait être plus heureux. Le professeur Grancher connaissait à merveille la situation tragique. Il avait été un des premiers à mesurer l'étendue du mal et l'imminence du péril ; il fut le plus ardent à les divulguer. A répandre autour de lui cet enseignement nécessaire, il consacra l'activité de sa merveilleuse intelligence et toute la force de son âme d'apôtre.

Malheureusement, l'action publique devait différer bien des années à s'occuper utilement du problème concernant :

I. — L'éducation hygiénique du tuberculeux :
II. — L'organisation de sa cure.

**

Le professeur Grancher entreprit alors de montrer, par un exemple, ce que peut réaliser l'action d'une initiative privée, judicieusement conçue, méthodiquement poursuivie. Il savait que la tuberculose héréditaire n'existe qu'à l'état d'exception, et que les tuberculoses familiales sont presque toujours des tuberculoses par contagion dans le milieu familial. « La contagion des enfants est presque fatale, disait-il, quand la tuberculose sévit dans un étroit logis, frappant le père ou la mère. »

Il résolut de s'attaquer à la prévention de la tuberculose chez les enfants en danger d'être contaminés, « de sauver la graine humaine. »

C'est alors qu'il fonda en 1903, avec ses propres ressources (donation de 100.000 francs) une œuvre admirable qui porte son nom et dont le but est clairement indiqué par le 1er statut :

L'Association dite : **Œuvre de Préservation de l'Enfance contre la tuberculose** *a pour but de soustraire, pour le temps nécessaire, les enfants encore sains, aux milieux familiaux, dans lesquels ils sont exposés à la contagion de la tuberculose, par leur placement à la campagne dans des familles saines.*

**

L'Œuvre Grancher, de l'avis de nos plus distingués hygiénistes, est la meilleure qui puisse s'opposer à l'envahissement du fléau tuberculeux, car :

Médicalement, elle supprime toutes les causes de la tuberculose, causes lointaines : le taudis et la misère des grandes villes qui préparent le terrain ; cause immédiate : la contagion familiale ;

Socialement, elle enlève l'enfant à la promiscuité d'un logis infecté par le redoutable mal et le place, pour une longue période de sa vie, dans une bonne maison, en plein air, avec une nourriture abondante.

L'enfant, dans de telles conditions, arrive plein de vigueur au seuil de l'adolescence pour se fixer, dans de nombreux cas, définitivement à la campagne.

Enfin la préservation de ces enfants, condamnés presque tous à devenir tuberculeux, supprime pour l'avenir autant de foyers de contagion, diminuant ainsi progressivement le champ de la tuberculose.

**

Tous ces bienfaits et leurs heureuses conséquences pour notre pays, le Président-fondateur de l'Œuvre, par la gravité bienveillante de sa parole, la force et la clarté saisissantes de ses démonstrations, l'autorité qui s'attachait à sa valeur et à ses fonctions, les mit habilement en relief auprès de philanthropes, d'hygiénistes, d'hommes politiques, de médecins distingués. Si bien que peu de temps après la fondation de l'Œuvre, 1.200 souscripteurs de Paris et de la banlieue apportaient au docteur Grancher l'appui de leur autorité et l'aide de leurs dons généreux.

En 1907, lorsqu'à 64 ans mourut le fondateur de l'Œuvre, près de 400 pupilles étaient placés par ses soins dans 12 foyers situés dans nos plus belles campagnes du Berry et de l'Orléanais.

Lors de la déclaration de guerre, le nombre des pupilles atteignait 750 et malgré l'élévation considérable du prix de la pension versée aux nourriciers, le budget de l'Association s'équilibra pendant toute la durée des hostilités.

**

L'Œuvre Grancher n'a cessé de prospérer, de se développer, grâce au dévouement de ses administrateurs, à la générosité de ses souscripteurs et de ses dames patronnesses, aux subventions importantes de l'Etat et de la Croix-Rouge américaine.

Au début, il y eut certes, de la part des familles nourricières, des appréhensions, de vives craintes de contagion. N'allait-on pas semer le redoutable bacille dans les familles saines ?

Mais lorsqu'on sut que les enfants pris en charge étaient soigneusement sélectionnés et ne présentaient à l'examen médical aucune lésion tuberculeuse, lorsque, de plus, il fut possible à chacun de constater la santé florissante des pupilles, les craintes s'évanouirent, les enfants transplantés ne furent plus soupçonnés de pouvoir apporter des germes de maladies.

Voici deux constatations impressionnantes, extrêmement précieuses à enregistrer :

I. — Depuis la fondation de l'Œuvre, pas un des pupilles n'est mort de la tuberculose.

II. — Pendant l'épidémie de grippe qui a récemment éprouvé le pays, si les pupilles ne furent pas épargnés, il n'y eut parmi eux aucun décès à déplorer, malgré les complications pulmonaires.

La confiance publique fut complètement gagnée par la constatation de ces heureux résultats et aussi par la connaissance que la « Préservation de l'Enfance contre la tuberculose » est une institution de direction médicale, de surveillance permanente, laissant aux parents tous droits sur leurs enfants qu'ils peuvent visiter et retirer à leur gré.

*\
*

L'Œuvre Grancher a fait ses preuves ; elle remplit d'une façon fort heureuse et complète le programme de la protection de l'enfance contre le redoutable mal. Bruxelles, Budapesth, Zurich, Genève, Milan, Berlin ont leur Œuvre de préservation de l'enfance modelée sur la nôtre. Cette puissance de rayonnement de l'Œuvre Grancher est une preuve de sa perfection et de sa vitalité.

Il convient de noter qu'elle est reconnue d'utilité publique, ce qui lui donne la possibilité de recevoir dons et legs.

Le bureau du Conseil d'Administration a pour :

Président : le docteur ROUX, Directeur de l'Institut Pasteur ;

Vice-Présidents : Mme GRANCHER ; M. Léon BOURGEOIS ; le docteur GRANJUX.

Secrétaire général : le docteur ARMAND-DELILLE.

Trésorier ; M. COPIN, avocat.

II

Il eût été profondément regrettable, inadmissible, qu'une institution si éminemment utile limitât son action bienfaisante à la région parisienne. On le comprit, et dès 1909, des conférences furent entreprises pour faire connaître l'Œuvre, afin que rayonne sur toute la France la « Préservation de l'enfance contre la tuberculose » et que soit réalisé le rêve humanitaire si élevé et si patriotique du regretté professeur Grancher.

L'extension de l'Œuvre Grancher, à toutes nos provinces était nécessaire à notre pays si épuisé en hommes par les sacrifices de la guerre. Elle était impérieuse en raison de l'augmentation de la mortalité infantile et de l'abaissement de la natalité pendant les quatre années de guerre. Elle devenait urgente parce que les cent et quelques mille militaires tuberculeux après avoir passé trois mois dans une station sanitaire, allaient tous être rentrés dans leurs familles. On conçoit combien la contagion allait devenir fréquente, meurtrière. Il fallait sauver les générations futures en éloignant les jeunes enfants des foyers contaminés.

De nouveaux efforts, de nouveaux sacrifices furent faits par l'Œuvre-mère.

Aux filiales d'abord créées à Bordeaux, Dijon, Le Hâvre, Lille, Lyon, Marseille, Morlaix, Rennes, Toulouse, Tours, Troyes, vinrent s'ajouter celles d'Angers, Bourges, Nantes, Nice, St-Etienne. D'autres sont en voie de formation et nous pouvons espérer qu'un jour prochain, l'Œuvre étendra sur la France entière le réseau bienfaisant de son organisation.

*****

Dans le Cher, le docteur Prunet, délégué départemental à la protection de la santé publique pendant la guerre, avait préparé le terrain, dans ses conversations particulières et dans ses tournées de conférences.

En juin 1918, une réunion organisée par ses soins à la Préfecture de Bourges rassembla un nombre important de notabilités de la ville et du département, désireuses de voir protéger la santé publique.

Le docteur Granjux, Vice-Président du Comité parisien, délégué à la réunion, y exposa les idées directrices de l'Œuvre Grancher, en fit connaître le but, le fonctionnement, les résultats atteints.

L'auditoire donna son approbation unanime à la proposition de créer à Bourges, le jour même, une filiale de l'Œuvre.

Un bureau fut immédiatement constitué.

Bureau du Comité de l'Œuvre Grancher du Cher

Présidents d'honneur : M. le Préfet du Cher ; M. l'Inspecteur d'Académie.

Comité d'honneur : Mistress Bacon, déléguée de la Croix-Rouge américaine ; MM. les Députés, MM. les Sénateurs du Cher ; M. le Maire de Bourges.

Président : M. le marquis de Voguë, président du Comité départemental d'assistance aux militaires tuberculeux.

Vice-Présidents : MM. Maulmond, premier président de la Cour d'appel ; le Dr Besson, vice-président du Comité d'Assistance aux militaires tuberculeux.

Secrétaire : M. Cochet, instituteur public à Bourges.

Trésorier : M. Vatan, trésorier du Comité d'Assistance aux militaires tuberculeux.

Délégué général : M. le Dr Prunet, délégué général du Comité d'Assistance aux militaires tuberculeux.

Membres du Conseil d'Administration : Mmes Alger, présidente du Conseil d'administration des Crèches militaires de Bourges ; Besson, vice-présidente du Conseil d'administration des Crèches militaires ; Dupéron, directrice du Collège de jeunes filles de Bourges ; Lafourcade, directrice de l'Ecole normale d'institutrices de Bourges ; la duchesse de Maillé, à Châteauneuf ; la marquise de la Roche, à Saulzais-le-Pottier ; Mlles Deroin, membre du Conseil d'administration des Crèches militaires ; Desserin, directrice du Cours complémentaire de Bourges ; Forest, secrétaire-trésorière du Conseil d'administration des Crèches militaires ; MM. Bouchard, proviseur du Lycée de Bourges ; de Grossouvre, président de l'Œuvre des « Bons Enfants du Berry » ; Mornet, secrétaire général du « Souvenir Français » à Bourges ; Nicolas, directeur de l'Ecole Normale d'instituteurs à Bourges ; Ravisé, directeur d'école à Sant-Amand, président du Comité de l'Œuvre des pupilles de l'Ecole publique du Cher ; Thibaudin, président du Tribunal civil de Saint-Amand ; le Dr Villepelet de Saint-Amand.

*
* *

Si la tentative de fonder à Bourges une filiale de l'Œuvre Grancher a été ainsi saluée avec toute la sympathie qu'elle mérite et avec une absolue confiance dans le succès qui ne s'est point fait attendre, il convient de reconnaître qu'une grosse part de ce beau résultat revient au docteur Prunet, l'âme du Comité du Cher.

Le docteur Prunet possède le sens pratique, concret des problèmes de l'heure, un esprit singulièrement vivant et personnel, une expérience réfléchie de la science et de la vie où il sait puiser les données d'une large et ferme méthode d'action. Son dévouement est entier, sa franchise absolue, son amabilité parfaite, sa bonhomie charmante. C'est à ces dons et qualités reconnus, et aussi à la haute importance de l'Œuvre à créer, qu'il doit d'avoir si bien, si vite et si complètement réussi.

*
* *

Créer une filiale de l'Œuvre Grancher, en assurer le fonctionnement et la vie, afin de sauver dans notre rayon d'action, les petits Français laissés encore aujourd'hui sans défense à proximité des germes de mort qui les tueraient demain, cette belle tâche était remplie.

Ce résultat ne satisfaisait que partiellement le docteur Prunet. Il désirait compter parmi les souscripteurs, tous les établissements d'enseignement primaire et secondaire, publics et privés du département. Chaque école, chaque établissement aurait son ou ses pupilles dont les frais de pension lui incomberaient, en totalité ou en partie.

Le Délégué général voyait dans ce fait l'occasion de semer des germes de solidarité sociale, de fournir des exemples vivants de solidarité agissante, de propager un souffle d'altruisme parmi la population scolaire, la France de demain ; enfin de faire entendre, en faveur d'humbles enfants menacés, une voix d'impartiale générosité.

Il entreprit la tâche.

Un grand nombre d'écoles ont déjà reçu sa visite, entendu sa parole, répondu généreusement à son appel.

M. Gistucci, Inspecteur d'Académie, haut fonctionnaire très acquis à l'Œuvre Grancher, a influé de son côté par la voie du Bulletin de l'Instruction primaire. En termes précis, impressionnants, il a montré au personnel placé sous sa direction, la beauté de l'Œuvre entreprise, engagé les élèves à y participer, dit aux Instituteurs ce qu'il attendait d'eux.

Des résultats encourageants ont couronné les efforts fournis. En sa première année d'existence, la filiale du Cher a placé 18 enfants à la campagne.

Le docteur Prunet continue ses visites aux établissements d'instruction du département. Il a le ferme espoir, justifié par les résultats acquis, que ses causeries porteront leurs fruits, qu'elles feront tomber chaque mois, des mains des élèves, soulevés par un bel élan de solidarité, l'obole sacrée qui aidera à placer tous les enfants remplissant les conditions exigées et en faveur de qui une demande aura été adressée au Comité.

*
**

La filiale du Cher de l'Œuvre Grancher est une section de **l'Alliance d'Hygiène Sociale**, vaste organisation de fondation récente qui groupe toutes les Œuvres créées dans le département, pour maintenir et faire prospérer la santé publique.

Le Comité connaît les populations du Berry. Il sait très nombreuses dans notre province les généreuses personnes, les nobles femmes qui, infiniment bonnes et dévouées, pensent que le meilleur moyen de donner à la vie son véritable prix, consiste à s'occuper des deshérités.

Il les convie à communier avec lui dans la défense, la sauvegarde de pauvres petits êtres qu'il faut conserver à la France et que l'infectieux mal guette au foyer familial contaminé.

Toutes viendront à l'Œuvre apporter avec l'appui moral de leur adhésion, le concours financier de leur cotisation (3 francs par an, au minimum).

*
**

Le Comité de l'Œuvre Grancher place les enfants à la campagne, non pour une durée déterminée, mais pour toute la période pendant laquelle ses pupilles sont en danger d'être contaminés dans leur famille.

Il sait que les enfants qui lui sont signalés ne sont pas toujours les plus intéressants, ceux qu'il est le plus urgent de tirer du danger. Il prie instamment les docteurs, les maires, les instituteurs, toute personne en ayant à sa connaissance, de vouloir bien lui signaler, sans hésitation ni retard, les cas où son action pourrait s'exercer utilement.

Il tient à affirmer que l'Œuvre n'offre pas de secours, ne fait pas la charité ; elle fournit simplement, par devoir, l'appui de la collectivité.

Charles COCHET
Secrétaire de l'Œuvre Grancher du Cher.

Novembre 1919.

ALLIANCE D'HYGIÈNE SOCIALE

Comité du Cher

Extrait des Statuts

I. — BUT

Ce Comité a pour but de coordonner et de seconder les efforts faits dans le déprrtement par les personnes, les Associations et les Œuvres qui poursuivent l'amélioration de la santé publique. Il se propose notamment de lutter par l'éducation et l'action sociales, par la mutualisation des moyens de prévoyance. contre la tuberculose, l'alcoolisme, la mortalité infantile, le taudis, et d'une façon générale, contre toutes les maladies sociales évitables. Il poursuit sa propagande par la publication des brochures, l'organisation de conférences, la création de dispensaires, la création de services de renseignements, la mise à la disposition des sociétés et des personnes de locaux pour les réunions, l'intervention auprès des œuvres et des pouvoirs locaux; en un mot, par tous les moyens propres à stimuler les initiatives et à organiser les œuvres.

IV. — COTISATIONS

Les cotisations sont fixées :

1° Pour les Unions, Associations, Ligues ou Groupements, à une somme annuelle de 10 francs, dont le versement libère les membres de ces Groupements de l'obligation de verser une cotisation personnelle ;

2° Pour les membres individuels, selon les distinctions suivantes :

Fondateur : 200 francs une fois donnés ;

Souscripteur : 100 francs une fois donnés ;

Membre actif ; 3 francs au minimum, avec faculté de rachat de la souscription annuelle par le versement d'une somme de 50 francs une fois donnée.

Adresser les adhésions à M. Louis VATAN, Trésorier général 21, rue d'Alsace, à BOURGES, ou à M. CHARLES COCHET, 82 bis, rue de Dun, à BOURGES.

Les Commandements de la Santé

Je m'engage à essayer :

1o De respirer de **l'air frais** partout où je travaille et joue ;

2o De rester au **grand air** autant que possible :

3o De dormir avec les **fenêtres ouvertes** ;

4o **De respirer par le nez** et non par la bouche ;

5o **De prendre un bain** au moins une fois par semaine ;

6o De conserver mes **vêtements propres** et bien tenus ;

7o De me tenir **toujours droit** à l'école ;

8o De ne **pas salir** ma classe ;

9o De **brosser mes dents**, surtout le soir avant d'aller me coucher ;

10o De ne **pas cracher** dans les endroits publics ;

11o De ne pas **porter à la bouche les objets** sur lesquels la salive des autres a pu se poser ;

12o De me **laver les mains** avant les repas et en sortant des W. C.

Lisez-les tous les jours jusqu'à ce que vous les sachiez par cœur.

Saint-Amand-Montrond (Cher)
Imprimerie Ch.-A. BÉDU

9 782329 042725